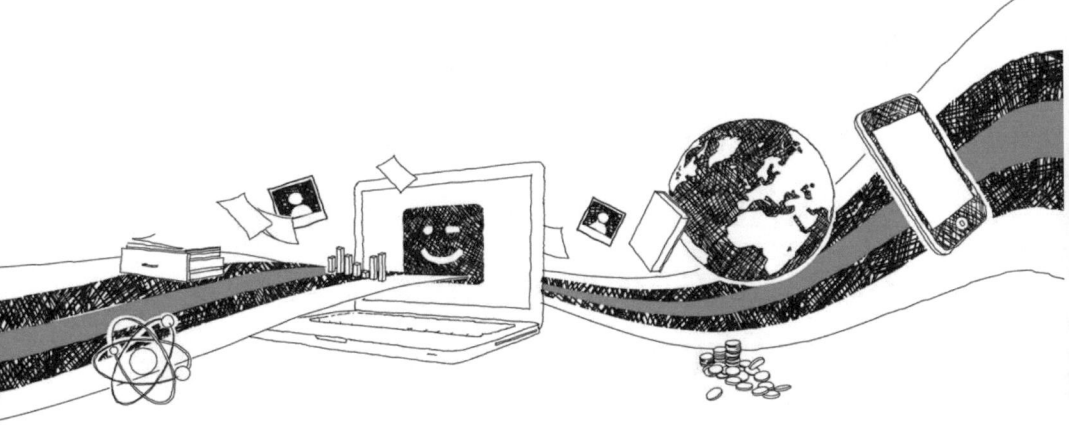
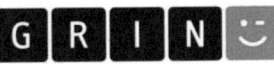

Einfluss von Besuchszeitenregelungen auf das Patientenoutcome. Können flexiblere Besuchszeiten das Outcome von Patienten auf der Intensivstation verbessern?

Alexandra Zühlke

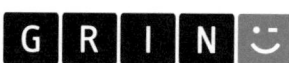

Bibliografische Information der Deutschen Nationalbibliothek:

Die Deutsche Nationalbibliothek verzeichnet diese Publikation in der Deutschen Nationalbibliografie; detaillierte bibliografische Daten sind im Internet über http://dnb.d-nb.de abrufbar.

ISBN: 9783346773180
Dieses Buch ist auch als E-Book erhältlich.

Druck und Bindung: Books on Demand GmbH, Norderstedt Germany
Gedruckt auf säurefreiem Papier aus verantwortungsvollen Quellen

Das vorliegende Werk wurde sorgfältig erarbeitet. Dennoch übernehmen Autoren und Verlag für die Richtigkeit von Angaben, Hinweisen, Links und Ratschlägen sowie eventuelle Druckfehler keine Haftung.

Das Buch bei GRIN: https://www.grin.com/document/1303943

Haben unterschiedliche Besuchszeitenregelungen auf Intensivstationen einen Einfluss auf das Patientenoutcome?

Akkon Hochschule für Humanwissenschaften

Studiengang: Erweiterte Klinische Pflege für Anästhesie- und Intensivpflege

Modul: Pflege in spezifischen Handlungsfeldern

Semester: Wintersemester 2021

Alexandra Zühlke

Potsdam, 31.03.2022

Inhaltsverzeichnis

I. Tabellenverzeichnis

II.   Abkürzungsverzeichnis

ITS	Intensivstation
Pat.	Patient / Patient*innen
PTBS	Post traumatische Belastungsstörung
SOP	Standard Operating Procedure
WHO	World Health Organization

1.Einleitung

Der Aufenthalt auf einer Intensivstation stellt für Patient*innen eine akute und oft lebensbedrohliche Situation dar. Der Zustand kann sich von Stunde zu Stunde, sowie von Tag zu Tag ändern. Patient*innen sowie deren Angehörige erleben oft eine Krisenhafte Zeit, die durch Sorgen und Ängste geprägt ist. Intensivpflichtige Patient*innen sind oft unterschiedlich bei Bewusstsein und können häufig nicht zwischen Realität und Fantasie unterscheiden. Angehörige haben einen besonderen Stellenwert für den akut Kranken, sowie für das gesamte Team. Durch die Anwesenheit eines Angehörigen geben sie den Erkrankte Orientierung, Hoffnung und Nähe, da sie häufig die einzigen bekannten Menschen für den Patienten sind. Viele Patient*innen aber auch deren Angehörigen leiden unter Stress, Angst und Depression sowie PTBS, welche sich auch nach dem Aufenthalt fortsetzt.

Doch der Zugang für Angehörige auf Intensivstationen gestaltet sich oft als schwierig da es keine einheitlichen Vorgaben gibt und fast jede ITS ihre eigenen Besuchszeitenregelungen festgelegt hat. Von offenen bzw. flexibleren bis, was meist eher der Fall ist, eingeschränkten bis sehr strenge Besuchszeiten.

2. Forschungsanlass

Darstellung und Relevanz des Problems

Viele Intensivstationen haben unterschiedliche Besuchszeiten für Angehörige, auch innerhalb eines Krankenhauses bzw. einer Einrichtung können sich die Besuchszeiten extrem unterscheiden. Von strikten Besuchszeiten, denen es Angehörigen nur erlaubt innerhalb einer bestimmten Zeitfensters für eine Stunde zu erscheinen, zu offenen Besuchszeiten, die es ermöglichen, 24h da zu sein, ist alles möglich.

Ich arbeite auf einer chirurgischen Intensivstation mit einem Patientenklientel, welche oft über Wochen bis Monate bei uns liegen. Unsere Besuchszeiten erstrecken sich von 15-19 Uhr. Oft ist diese Besuchszeit ein Diskussionsthema im kollegialen Kontext und die Meinungen gehen dabei sehr auseinander. Im gleichen Haus gibt es hingegen Intensivstationen mit dem Zertifikat „Angehörige jederzeit willkommen". Dort dürfen Angehörige 24h am Tag ihre Angehörigen besuchen.

Forschungsziele und Forschungsfragen

Die Forschungsfrage lautet: „Ist eine flexiblere Besuchszeitenregelung auf Intensivstation mit einem besseren Outcome für den Patienten verbunden?".

Ziel dieser Hausarbeit ist es, zu analysieren, ob das Outcome von ITS-Patient*innen mittels einer flexibleren Besuchszeitengestaltung verbessert wird und dieses Wissen bei zukünftigen Diskussionen über Besuchszeitenregelungen anzuwenden.

3. Literaturrecherche, Stand der Forschung und Methodik

Um den aktuellen Forschungsstand herauszufinden, erfolgte eine systematische Literaturrecherche in folgenden Datenbanken:

- Internet: Suchmaschinen: allgemeine Recherche bei Google und differenzierte Literaturrecherche in der Datenbank Google Scholar aber vor allem Pubmed sowie dem Charité Bibliotheksportal Primo
- Eingegrenzt wurde die Suche mit Jahresangaben, 2015-2022
- Eingrenzung in: Meta-Analysis, Clinical Trial, Randomized Controlled Trial, Review, Systemativ Review
- Ausgeschlossen: alle Studien aus der Neonatologie und Kindern, alle Studien, welche sich mit den Bedürfnissen der Angehörigen auseinandergesetzt haben bzw. als Schwerpunkt hatten

Grundlage der Literaturrecherche sollen Studien sein, die Aufzeigen welche Rolle Besuchszeiten auf das Outcome des Patienten haben. Das Outcome wird dabei vorher nicht definiert.

Tabelle 1: Literaturrecherche

Suchvorgang	Suchanfrage	Gefundene Studien	Relevante Studien
#1	Search **visit hours** AND **icu**	20	**2:** 1: *Effect of Flexible Family Visitation on Delirium Among Patients in the Intensive Care Unit: The ICU Visits Randomized Clinical Trial.* JAMA. 2019 2: *Flexible Versus Restrictive Visiting Policies in ICUs: A Systematic Review and Meta-Analysis. Crit Care Med.* 2018 Jul
#2	Search **members** AND **ICU** AND **visit time**	12	0

Suchvorgang	Suchanfrage	Gefundene Studien	Relevante Studien
#3	Visit time AND intensive care unit	75	3: 1: Effect of Flexible Family Visitation on Delirium Among Patients in the Intensive Care Unit: The ICU Visits Randomized Clinical Trial. JAMA. 2019 2: Implementation of a flexible visiting policy in intensive care unit: A randomized clinical trial. Nurs Crit Care. 2020 3: Review of Visiting Policies in Intensive Care Units. Glob J Health Sci. 2015 Nov
#4	Visitation icu AND outcome	149	3 bereits oben genannte Studien
#5	Extended icu visitation	12	0

Im Verlauf der Suche musste ich die Einschränkungen der Jahreszahl (2015 bis 2022) aufheben aufgrund von mangelnder, für diese Hausarbeit relevanten Studien. Durch die kursorische Lesetechnik konnten viele Studien ausgeschlossen und sortiert werden.

4. Hintergrund

Akutkranke auf Intensivstation

Ein Intensivmedizinischer Aufenthalt stellt für betroffene eine kritische und lebensbedrohliche Lage dar. Sie sind in einer unbekannten Gegend haben Gefühle von Angst, Furcht, Hilflosigkeit, welche eine Entfremdung hervorrufen kann. Die akute Bedrohung, die mit dem Aufenthalt der Intensivstation eingeht, beeinflusst die Patienten psychisch sowie sozial. Aber auch die Angehörigen des Erkrankten sind betroffen und können an den gleichen Folgen leiden.

Besuchszeitenregelungen für die Intensivstation

In Deutschland existieren drei Modelle zur Besuchszeitenregelung; das Vertragsmodell, das restriktive Modell und das offene Modell (Zilezinski, 2017). Es gibt dabei keine Vorgaben oder rechtlichen Regelungen, welche Intensivstation welches Modell übernehmen muss. Jede ITS entscheidet jeweils selbst, das kann innerhalb des Teams erfolgen, sprich pflegerisches Leitungsteam sowie ärztliches Leitungsteam.

Die drei Modelle unterscheiden sich enorm in der Ausgestaltung der Besuche der Angehörigen.

Das Besuchszeiten-Vertragsmodell:

Hier existiert eine Vereinbarung zwischen dem Besucher eines Patienten und der Intensivstation. Dabei haben die Besucher sehr viel Flexibilität, da sie sich an keine starren Bedingungen anpassen müssen und die Besuche individuell vereinbaren können. Intensivstationen, welche dieses Modell umsetzten, haben klare Strukturen im Umgang mit Angehörigen, evtl. sogar mit einem Leitfaden für Angehörige. Dieses Modell bedarf klare Einhaltung von Regeln durch das gesamte Team der ITS. Durch die vorhandenen Strukturen im Umgang mit Angehörigen sowie deren Flexible Besuchsmöglichkeiten ergibt sich der größte Vorteil für Angehörige, denn dieses Modell bietet Sicherheit und halt.

Das offene Besuchszeitenmodell:

Dieses Modell schreibt keine Zeiten zur Besucherregelung vor. Angehörige haben die Möglichkeit, ihre erkrankten Angehörigen jederzeit zu besuchen. Aus Sicht der Patienten und Angehörigen ist dies ein großer Vorteil, da die Nähe zum Angehörigen und der persönliche Komfort sowie die Unterstützung sichergestellt sind. Für die Pflegenden ist dieses Modell mit einem „Abenteuer" verbunden, da man nie weiß, wann Besucher erscheinen. Dieses Modell ist nicht einfach in die Praxis umzusetzen denn es benötigt eine äußerst gute Vorbereitung. Das gesamte Team muss im Umgang mit Angehörigen geschult werden. Von Beginn an muss eine klare Informationskette aufgebaut werden und alle beteiligten im gesamten Team müssen dieser klaren Linie folgen (ebd.). Laut Zilezinski ist das offene Modell das empfehlenswerteste für den Patienten und Angehörigen, für die Pflegenden ist es das Modell mit der größten Herausforderung.

Das restriktive Besuchszeitenmodell:

Dieses Modell ist das komplette Gegenteil zum offenen Modell. Hier Regeln eindeutige Zeiten den Besuch. In Hinblick auf die Planbarkeit ist dieses Modell für die Pflegenden das einfachste und vorteilhafteste Modell. Aus der Perspektive des Patienten ist dieses Modell das ungünstigste, denn seine Autonomie wird beschnitten. Auch die Bedürfnisse der Angehörigen werden hier nicht berücksichtigt. Dieses Modell bietet den Pflegenden und ärztlichem Team eine vermeintliche Planungssicherheit. Laut Zilezinski ist dieses Modell geprägt von Konflikten, da sich Angehörige vorschreiben lassen, wann sie ihre Angehörigen sehen dürfen.

5. Flexible versus restriktive Besuchszeiten auf Intensivstation, eine systematische Übersichtsarbeit und Metanalyse

Zusammenfassung der Studie

Bei der Studie „Flexible Versus Restrictive Visiting Policies in ICUs: A Systemativ Review and Meta-Analysis" von Nassar Junior, Besen, Robinson, Falavigna, Teixeira & Rosa aus dem Jahre 2018, war das Ziel, Unterschiede in den Ergebnissen in Bezug auf Patienten, Familienmitgliedern und Fachkräften auf der Intensivstation durch einen Vergleich von flexiblen und restriktiven Besuchsregeln auf der Intensivstation zusammenzufassen (Nassar Junior, 2018)

Bei der Literaturrecherche wurden keine sprachlichen Einschränkungen vorgenommen und Beobachtungsstudien sowie randomisierte Studien, die bis zum 3.August 2017 veröffentlicht wurden, miteingeschlossen. Die Bewertung der Eignung wurde durch zwei unabhängige Gutachter voneinander durchgeführt. Die Durchführung der Studie folgte den Empfehlungen der Preferred Reporting Items for Systemativ Review und Meta-Analysis. Es wurden Studien mit folgenden Kriterien eingeschlossen:

1) Studien, die flexible mit restriktiven Besuchsregeln auf der ITS vergleichen
2) Studien, in denen mindestens einer der folgenden Endpunkte untersucht wurden: Patientenbezogene Ergebnisse
    - Sterblichkeit auf der IST
    - auf der ITS erworbene Infektionen, Delirium,
    - Dauer des Aufenthaltes auf der ITS,
    - Dauer der mechanischen Beatmung,
    - Bedarf an Sedativa
    - Angst, Depression und Zufriedenheit
3) Familienbezogene Ergebnisse
4) Ergebnisse in Bezug auf das Fachpersonal der IST

Ergebnisse der Studie

Patientenbezogene Ergebnisse:

Zwei Studien untersuchten die Häufigkeit von Delirien bei insgesamt 354 Patienten, dabei kam raus, dass die flexible Besuchspolitik mit einer geringeren Häufigkeit von Delirien verbunden war.

Depressions- und Angstsymptome:

Wurden in zwei von derselben Forschungsgruppe durchgeführten Studie anhand der Hospital Anxiety and Depression Scale bei insgesamt

285 Patienten untersucht. Dabei ergaben sich bei den depressiven Symptomen keine Unterschiede, aber die Angstsymptome der Patienten in der Gruppe, die der flexiblen Besuchspolitik ausgesetzt waren, weniger ausgeprägt.

Sterblickeit:

In drei Studien wurde die Sterblichkeit auf der ITS bei insgesamt 60.509 Patienten untersucht, es gab keinen Unterschied in der Sterblichkeit im Zusammenhang mit den Besuchsrichtlinien.

Infektionen:

Drei Studien mit insgesamt 1042 Patienten untersuchte die Häufigkeit von auf der ITS erworbenen Infektionen, auch hier gab es keinen Unterschied in Bezug auf die Besuchspolitik.

Verweildauer:

Die Verweildauer wurde in vier Studien untersucht, dabei ergab sich kein Unterschied zwischen den Besuchsregelungen.

Patientenzufriedenheit:

Nur eine Studie untersuchte die Zufriedenheit der Patienten mit flexiblen und restriktiven Besuchszeiten. Anhand einer fünfstufigen Likert-Skala wurden 20 Patienten während restriktiven Besuchszeiten und 12 Patienten während flexiblen Besuchszeiten befragt. In der Patientengruppe der flexiblen Besuchszeiten war der Grad etwas höher als bei denen mit der restriktiven Besuchszeit (4,42: 3,15)

In einer anderen Studie wurden Familienmitglieder miteinbezogen, der Grad der Zufriedenheit zwischen flexiblen und restriktiven Besuchszeiten unterschied sich nicht signifikant.

Dauer der mechanischen Beatmung und Bedarf an Sedativa:

Es wurde keine Studie gefunden (ebd.).

Fazit der Studie

In der systematischen Übersichtsarbeit konnte man feststellen, dass flexible Besuchszeiten mit einer geringeren Häufigkeit von Delirien und einem geringeren Schweregrad von Angstsymptomen von Intensivpatienten verbunden sind. Die Patientenbezogenen Ergebnisse Sterblichkeit, erworbene Infektion und Verweildauer ergaben kein erhöhtes Risiko bei flexiblen Besuchszeiten. Die meisten eingeschlossenen Studien deuteten darauf hin, dass sowohl Patienten als auch Familienangehörige mit einem flexiblen Besuchsmodell zufriedener sind.

Außerdem wurde im Fazit beschrieben, dass es kulturelle und strukturelle Besuchspolitische Unterschiede zwischen Entwicklungsländern und entwickelten Ländern gibt. Im Brasilien war die Besuchszeit am Tag sehr beschränkt, 1-2h am Tag und im Iran sind fast an 40% der Intensivstationen keine Besucher erlaubt. Hingegen in Frankreich, dem vereinigten Königreich und der Schweiz betrug die durchschnittliche Besuchszeit mehr als 4h am Tag.

Kritisiert wurden die Ergebnisse der Studie durch die Autoren anhand von folgenden Faktoren:

• Nur wenige Studien kamen für die Einbeziehung in Frage

- Die gewonnenen Erkenntnisse sind nicht in der Lage, mögliche Einflussfaktoren auf Länderebene zu berücksichtigen
- Viele einbezogene Studien weisen methodische Einschränkungen auf
- Das Konzept der flexiblen Besuchszeiten variiert in den einzelnen Studien, evtl. zurückzuführen auf kulturelle und organisatorische Aspekte (ebd.).

6. Flexible versus eingeschränkte Besuchszeiten und das Auswirken auf Delirium, eine randomisierte kontrollierte Studie

Zusammenfassung der Studie

In der Studie „Effect of Flexible Family Visitation on Delirium Among Patients in the Intensive Care Unit, The ICU Visits Randomized Clinical Trial" aus dem Jahr 2019 von Rosa, R. et al. war das Ziel, festzustellen ob eine flexible Besuchsregelung für Angehörige auf der Intensivstation die Häufigkeit von Delirien verringert. Es war eine Cluster-Crossover randomisierte klinische Studie mit Patienten, Familienmitgliedern und Klinikern aus 36 Erwachsenen Intensivstationen mit eingeschränkten Besuchszeiten in Brasilien. Die Teilnehmer wurden von April 2017 bis Juni 2018 rekrutiert und eine Nachbeobachtung erfolgte bis Juli 2018. Als Flexible Besuchszeit wurden bis zu 12h am Tag und eingeschränkte Besuchszeiten bis zu 1,5 Stunden am Tag definiert. Insgesamt begannen 19 Intensivstationen mit der flexiblen und 17 mit der eingeschränkten Besuchszeitenregelung (Rosa, 2019). Das wichtigste Ergebnis bzw. das wichtigste Ereignis ist das Auftreten von Delirien während des Aufenthaltes auf der ITS.

Bewertet wurde es mit dem:

- CAM-ICU (Confusion Assesment Method für Intensivstation)
  Als Delirium wurde mindestens ein positives CAM-ICU-Screening definiert Sekundäre Ergebnisse für die Patient*innen waren folgende:

- Alle auf der ITS erworbenen Infektionen (Lungenentzündung, Sepsis, Harnwegsinfekt) gemessen an den Kriterien der Centers for Disease Control and Prevention
- 7-tägige beatmungsfreie Tage
- Dauer des Aufenthaltes
- Krankenhaussterblickeit

Sekundäre Ergebnisse für Familienmitglieder:

- Angst und Depression, ermittelt mit der Hospital Anxiety and Depression Scale, Werte zwischen 0=beste Werte und 21=schlechtester Wert; >7->10 Punkte weisen auf mögliche Fälle von Angstzuständen und Depression hin
- Zufriedenheit
- Selbstwahrnehmung der Beteiligung der Familie an der Patientenversorgung
  Sekundäre Ergebnisse für Kliniker (Arzt, Pflege, Physiotherapie):

- Zufriedenheit mit der Besuchspolitik (Punkte 0=schlechteste bis 4=bester Wert)
- Wahrnehmung der Desorganisation der Pflege und Konflikte mit Besuchern (Punkte 0=nie bis 4=immer)

Insgesamt nahmen 1685 Patienten, 1295 Familienmitglieder und 826 Kliniker an der Studie teil. Ausgeschlossen bei der Teilnahme der Studie wurden Patienten mit einem RASS (Richmond Agitation Sedation Scala) <-4, Hirntod, Kommunikationsunfähigkeit, prognostizierte Aufenthaltsdauer von weniger als 48h, unwahrscheinliche Überlebensdauer von mehr als 24h, Gefangenen Status sowie Patienten bei, der eine fehlende Verfügbarkeit eines Familienmitgliedes fehlt.

In der Gruppe flexible Besuchszeiten, gehörte auch die Aufklärung der Angehörigen dazu, welche Aufklärung, wurde in der Studie nicht beschrieben (ebd.)

Ergebnisse der Studie

Es gab keinen signifikanten Unterschied beim Auftreten von Delirien in beiden Interventionen (flexible vs. Eingeschränkte Besuchszeit).

Flexible Besuchszeiten: Delirium trat bei 18,9% aller Patient*innen auf (157 von 831 Pat.)

Eingeschränkte Besuchszeiten: Delirium trat bei 20,1% aller Patient*innen auf (170 von 845 Patient*innen). Eine Post-hoc-Analyse zeigte keinen Zusammenhang zwischen der Dauer der Besuche und dem Auftreten von Delirien auf. Auch bei allen sekundären Patientenbezogenen Ergebnissen gab es keine signifikanten Unterschiede zwischen den Interventionen. Der Durchschnittswert der Selbstwahrnehmung der Beteiligung der Patientenversorgung war in der Interventionsgruppe der flexiblen Besuchszeit signifikant höher als bei der eingeschränkten Besuchszeit (13,8 vs. 8,4). Im Bereich der Ergebnisse für Kliniker gab es in allen Bereichen auch keine signifikanten Unterschiede (Rosa, 2019).

Fazit der Studie

Es gab keinen signifikanten Unterschied beim Auftreten von Delirien zwischen beiden er flexiblen und der eingeschränkten Besuchszeit. Die flexible Besuchszeit führte aber zu einer verstärkten Anwesenheit von Familienmitgliedern am Bett sowie einer stärkeren Einbeziehung der Angehörigen allgemein. Dennoch reichte es nicht aus, um Delirien zu verhindern. Es wurde kritisiert, dass der Durchführungszeitraum zu kurz war, um ein anderes Ergebnis zu erzielen. Möglichweise wäre durch einen länger Durchführungszeitraum eine Präventionsstrategie für Delirium einstanden. Es wurde auch kritisiert, dass die Auswahl der Teilnehmer zu eingeschränkt war und viele Patient*innen die von einer Delirium Prävention hätten profitieren können, ausgeschlossen waren (z.B. Patient*innen mit einem längeren Koma).

Trotz der großen Anzahl an beteiligten Intensivstationen, war die Studie nur auf ein Land mit mittlerem Einkommen bezogen (Rosa, 2019).

7. Pandemie bedingte Besuchereinschränkungen und deren Auswirkung

In der Studie „Association between visitation restriction during the COVID-19 pandemic and delirium incidence among emergency admission patientients..."aus dem Jahr 2019 hat man den Zusammenhang zwischen der gesamten Besuchereinschränkung aufgrund der COVID19 Pandemie und dem Auftreten von Delirien bei stationären Notfallpatienten in Japan untersucht (Kandori et al., 2020). In Folge auf die COVID-19 Pandemie musste das Studienkrankenhaus in Japan (Japanese Red Cross Society Kyoto Daini Hospital) die Besuchsrichtlinien ändern, dies bedeute, dass es ein striktes Besuchsverbot vom 1. Januar 2019 bis zum 31. März 2020 gab. Vor der Besucherbeschränkung gab es eine Deliriuminzidenz von 1,8%, im gesamten Untersuchungszeitraum und danach gab es einen Anstiegt auf 3,79% der Delirium Inzidenz. Die strikte Besucherbeschränkung war mit einer erhöhten Delirium-Inzidenz bei stationären Notfallpatienten verbunden (Kandori et al., 2020). Außerdem besteht bei Patient*innen die von Quarantäne und Isolation betroffen waren und dadurch keinen oder stark eingeschränkten Besuch erhalten konnten, ein erhöhtes Risiko für Depression, Angst, PTBS, Schlafstörungen und Stress (Rogge et al., 2021).

8 Fazit und Ausblick

Die Forschungsfrage „Ist eine flexiblere Besuchszeitenregelung auf Intensivstation mit einem besseren Outcome für den Patienten verbunden?" kann teilweise mit ja beantwortet werden. Flexiblere Besuchszeiten sind für den Patienten mit einer höheren Zufriedenheit und mit weniger Angstsymptomen verbunden (Nassar Junior, 2018). Außerdem wird das Risiko für Depression, Stress, PTBS und Schlafstörrungen gesunken (Rogge et al., 2021).

Das geringere Auftreten von Delirien im Zusammenhang mit flexibleren Besuchszeiten ergab nur geringfügige Unterschiede im Vergleich zu eingeschränkten Besuchszeiten (Rosa, 2019). Generell bestehen viele Probleme bei der Übertragung dieser Ergebnisse. Zum einen gibt es keine einheitliche Definition zu flexiblen und eingeschränkten Besuchszeiten, beispielsweise von einer Organisation wie der WHO. Dies macht es generell schwierig, die Studien miteinander zu Vergleichen und zu übertragen. Alle erwähnten Studien wurden in verschiedenen Ländern durchgeführt, keines in Deutschland, zu beachten sind die verschiedenen Gesundheitssysteme aber auch Kulturen, die Rolle der Angehörigen in verschiedenen Ländern, die Einfluss auf die Ergebnisse nehmen können.

Der wichtigsten Erkenntnis aus dieser Hausarbeit, ist die Einbeziehung der Angehörigen. Denn flexible Besuchszeiten gehen immer mit Angehörigen einher und letztendlich sind sie der Schlüssel zur Genesung der Patient*innen, statt der flexibleren Besuchszeiten als Einzelaspekt. Angehörige müssen kompetent beraten und versorgt und miteinbezogen werden. Dies kann in Form von SOP's, Leitbildern, Schulungen zum Thema Angehörigenkommunikation, das Intensivtagebuch und zahlreichen weiteren Interventionen erfolgen.

Literaturverzeichnis

Kandori, K., Okada, Y., Ishii, W., Narumiya, H., Maebayashi, Y., & Iizuka, R. (2020). Association between visitation restriction during the COVID-19 pandemic and delirium incidence among emergency admission patients: a single-center retrospective observational cohort study in Japan. *Journal of Intensive Care, 8*(1), 1-9.

Nassar Junior, A. B., B.; Robinson, C.; Falavigna, M.; Teixeira, C.; Rosa, R.;. (2018). Flexible Versus Restrictive Visiting Policies in ICUs: A Systematic Review and Meta-Analysis. *Critical Care Medicine, 46,* 1175-1180.

Rogge, A., Naeve-Nydahl, M., Nydahl, P., Rave, F., Knochel, K., Woellert, K., & Schmalz, C. (2021). Ethische Entscheidungsempfehlungen zu Besuchsregelungen im Krankenhaus während der COVID-19-Pandemie. *Medizinische Klinik - Intensivmedizin und Notfallmedizin, 116*(5), 415-420. https://doi.org/10.1007/s00063-021-00805-4

Rosa, R. G., Falavigna, M., da Silva, D. B., Sganzerla, D., Santos, M., Kochhann, R., de Moura, R. M., Eugênio, C. S., Haack, T., Barbosa, M. G., Robinson, C. C., Schneider, D., de Oliveira, D. M., Jeffman, R. W., Cavalcanti, A. B., Machado, F. R., Azevedo, L., Salluh, J., Pellegrini, J., Moraes, R. B. (2019). Effect of Flexible Family Visitation on Delirium Among Patients in the Intensive Care Unit: The ICU Visits Randomized Clinical Trial. *the journal of the American Medical Association, 322,* 216-228.

Zilezinski, M. (2017). *Besuchszeitenregelung auf der ITS.* Retrieved 11.03.2022 from https://link.springer.com/article/10.1007/s00058-017-3041-y

BEI GRIN MACHT SICH IHR WISSEN BEZAHLT

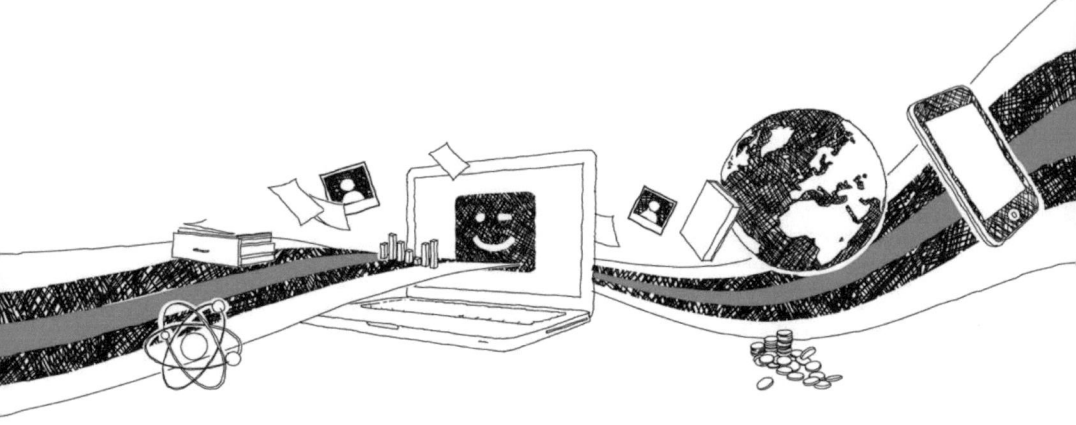

- Wir veröffentlichen Ihre Hausarbeit, Bachelor- und Masterarbeit

- Ihr eigenes eBook und Buch - weltweit in allen wichtigen Shops

- Verdienen Sie an jedem Verkauf

Jetzt bei www.GRIN.com hochladen und kostenlos publizieren

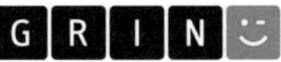